AF468392

LIVRE PRÉCIEUX ET CURIEUX

Renfermant des Observations toutes nouvelles

SUR

LES MALADIES ET ÉPIDÉMIES

QUI AFFLIGENT LE MONDE DEPUIS QUELQUES ANNÉES

DES MOYENS DE S'EN PRÉSERVER

ET SUR LA

GUÉRISON DES VERS-A-SOIE

Par le Sieur JACQUES ALOUET de Saint-Martin

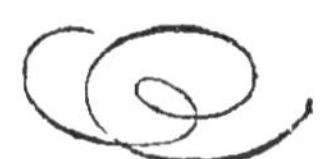

NIMES

DE L'IMPRIMERIE TYPOGRAPHIQUE SOUSTELLE

Boulevart Saint-Antoine, 9.

—

1858.

AVANT-PROPOS.

L'auteur de ce livre, qui vient de recevoir la Médaille de Ste-Hélène, comme ancien serviteur des armées du 1er Empire, affirme qu'on peut guérir tous les maux, *pourvu qu'on en connaisse les remèdes*, mais il avoue qu'il est des maladies dont on n'a pas encore découvert le traitement.

Il y a *quinze ans* qu'il a reconnu que le *soleil était malade*, tandis que les astronomes ne l'ont découvert que depuis quatre ou cinq ans. Depuis lors, *cet Astre*, selon lui, *a perdu sa couleur rouge vif*, qu'il avait anciennement ; il est devenu *blême comme un malade*; c'est ce qui a donné la *maladie aux vignes et aux mûriers ;* il n'est pas aussi ardent que jadis, excepté quand il y a une grande sécheresse ; parce qu'alors la terre reflète autant de chaleur que le soleil en envoie, ainsi qu'on l'a vu pendant l'été de 1857. Alors on objectait à l'auteur qu'il se trompait en soutenant que le soleil n'avait pas autant de chaleur qu'autrefois ; il fit observer que c'était la sécheresse de la terre qui reflétait cette chaleur excessive et son observation fut parfaitement accueillie par des personnes *fort intelligentes*; lesquelles furent surprises en apprenant qu'en outre *l'auteur pouvait regarder le soleil en face*, comme une personne, sans en être ébloui, et cela par un moyen de son invention ; ainsi donc, son livre se recommande à la curiosité du public qui y trouvera une foule d'excellentes recommandations et recettes.

LE NOUVEL ÉDUCATEUR

DE VERS-A-SOIE

OU GUÉRISON DES MALADIES QUI NUISENT A CE PRÉCIEUX INSECTE

PAR

JACQUES ALOUET, de St-Martin

En suivant le système que j'annonce, que j'ai mis moi-même en pratique, et que je développe dans cet ouvrage, la réussite ne peut manquer d'avoir lieu. Selon moi, tout dépend de *l'éclosion de la graine*, que je fais opérer à *l'air pur*, sans feu, ni vapeur, ni bougies, ni *grotte* à four.

Je voudrais faire cent éducations de vers-à-soie, sans que, en employant mon système, je les manque une seule fois. J'en ai fait l'épreuve pendant deux années consécutives; la première année, avec de la graine de bonne qualité, et la deuxième, avec de la mauvaise graine que je n'avais payée que 4 fr. l'once, alors que la bonne se vendait de 15 à 16 fr. Eh bien les deux essais ont eu une égale réussite ! ! !

Je ne doute pas que les bons soins, la disposition des chambrées et la qualité de la feuille ne puissent contribuer beaucoup au succès; mais je suis convaincu que le point principal, c'est l'éclosion, qu'il s'agit de faire opérer en 12 heures, ou en 24 heures si la quantité est forte, au lieu de 4, 5, 6 jours, et même davantage; qu'on emploie d'habitude à cette opération ; comme un éducateur de ma connaissance qui m'a assuré avoir eu besoin de 12 jours pour faire éclore la sienne. On comprend que dans un si long espace de temps les vers naissants ont beaucoup à souffrir et prennent là le germe des maladies qui plus tard les étiolent et les font périr en grande partie.

Un point bien important aussi est le choix de la première nourriture qu'on donne aux vers éclos; car si l'on donne, par exemple, à ces vers de la feuille imprégnée de la rosée de la nuit; elle est pour eux un vrai poison; la feuille mouillée par la pluie est moins à craindre.

Dans les deux essais que j'ai faits de mon système, je n'ai pu montrer un *muscardin* à de personnes qui auraient désiré voir comment sont les vers atteints de cette maladie. J'ai remarqué seulement quelques *gras*, quelques *luzettes*, et quelques *arpes*, en très-petit nombre. Tous les autres vers se portaient à merveille ; je n'ai pu l'attribuer qu'à mon système d'éclosion à l'air pur.

Je vais donc exposer mon système pour l'éclosion des graines de vers-à-soie; on ne sera pas étonné que j'emploie les termes vulgairement usités dans les pays qui s'occupent de l'éducation des vers-à-soie.

Pour la réussite des vers-à-soie, il faut premièrement, lorsque l'on a sa graine, soit qu'on la fasse soi-même, soit qu'on l'achète, la tenir toujours dans un appartement exempt d'humidité et prenant jour au couchant; elle doit être renfermée dans une toile ou dans une boîte en carton, qu'on place sur une armoire, une étagère ou tout autre meuble en bois; ayant soin de ne l'enfermer jamais dans aucun meuble.

Il n'y a réellement à craindre, pour les vers éclos d'après

mon procédé, que si l'appartement qu'on leur destine avait été auparavant empestiféré par la *Muscardine*; qui est la seule des maladies des vers-à-soie qui soit contagieuse.

Il faut donc prendre ses dispositions pour éviter cette contagion, ce qui s'obtient en faisant ce que je vais dire :

D'abord, si l'on doute que sa magnanerie soit atteinte de muscardine, il faut renouveler tous les ustensiles; récrépir les murailles, si la magnanerie existe depuis longtemps; changer les planchers ; la laisser sans plafond et ne pas la placer au rez-de-chaussée, à moins que ce soit dans une bergerie. Car les vers-à-soie préfèrent les appartements élevés, et on peut observer que ceux qui sont nourris dans des magnaneries placées aux étages supérieurs, font toujours plus de cocons que ceux qu'on élève au rez-de-chaussée; c'est peut-être parce que cet insecte est naturellement porté à grimper au sommet des arbres, et à vivre ainsi dans une région plus éloignée du sol.

Les Magnaneries établis à la campagne, hors des villes et des villages, comme dans les métairies, sont toujours préférables, par ce que l'air y est plus pur et plus sain ; les vers-à-soie se trouvent mieux sous les toits, l'air s'y renouvelant plus souvent, et assainissant les appartements dont il éloigne les épidémies ; mais toutes ces précautions sont inutiles contre le muscardine; et il vaut mieux, lorsque des appartements en ont été infectés, faire la dépense d'en créer une seconde; on l'a bientôt gagnée en évitant les pertes qu'occasionnerait cette maladie. Du reste, un homme ingénieux peut organiser une magnanerie à peu de frais.

Je vous parlerai maintenant de mon système, tout-à-fait nouveau, d'éclosion qui m'a toujours réussi ; car beaucoup de personnes m'ont exprimé le désir de le connaître ; mais jusqu'à présent, je ne l'ai divulgué à personne, pas même à mes parents, ni à mes amis; et je me suis décidé à faire imprimer ce livre qu'achèteront tous ceux qui s'occupent de l'éducation des vers-à-soie.

Je désirerais même qu'aucun de ceux qui l'auront ne le communiquent à personne et en profitent seuls ; faisant comme un homme qui, sortant d'un petit théâtre où le spectacle ne l'avait pas amusé, et interrogé par ceux du dehors, ne répondait rien, disant: je me suis trompé, que les autres se trompent; avec la différence que, pour mon livre, vous n'aurez pas à dire que vous êtes trompés; car vous y trouverez du bon et du vrai.

Une précaution à prendre pour la réussite est qu'aussiòtt que les vers seront sortis de la quatrième mue, il ne faut pas manquer de les déliter un jour l'autre non, et si on les délitait chaque jour, cela ne serait que mieux; j'ai fait cette épreuve et j'ai trouvé que cela avançait beaucoup la récolte ; car j'ai obtenu des cocons dans 26 jours.

En effet, en 1857, mes vers étaient nés du 24 au 25 avril, un jour où il faisait un très- mauvais temps et tombait du verglas ; et le 21 mai, jour de l'Ascension, j'ai eu des cocons formés, c'est-à-dire jaunes ; vous savez que le cocon ne se forme pas tout-à-fait dans un jour, mais en deux; c'est donc bien en 26 jours que j'ai eu fini ma récolte. Vous comprendrez facilement que c'est le soin, la régularité et une minutieuse attention qui m'a valu cette réussite ; car, sans me flatter, je vous avouerai que je suis un homme diligent et actif et que je n'ai épargné aucune précaution.

Lorsque les vers sont jeunes, et fraîchement éclos, il ne faut pas tarder à leur donner de la feuille, car bien qu'ils ne puissent encore manger beaucoup ils commencent cependant à ronger les feuilles, ce qui leur fait du bien ; il faut donc éviter que celles qu'on leur donne se sèchent ; car cela les arrêterait, et tout le temps qu'ils perdent à ne pas manger, retarde leur croissance. Il faut aussi renouveler la feuille à heures fixes et réglées, excepté dans les temps des mues. Je me suis bien trouvé de leur donner à manger de cinq en cinq heures, je me levais tous les jours à minuit, je réglais mon feu à vingt dégrés Réaumur au moment de la naissance, et le faisais descendre d'un dégré à chaque maladie. Après la quatrième mue on peut donner à manger à volonté.

Quand les vers sont à la montée ou quand on leur donne à manger, on peut faire un feu plus ardent, surtout quand ils sont jeunes ; qu'ils n'ont pas encore beaucoup de vigueur et que la feuille les refroidit.

On ne doit pas tenir à faire éclore les vers-à-soie d'une manière précoce; car ils donnent beaucoup de peine et sont exposés au mauvais temps qui peut durer encore et qui empêche la feuille d'être bien nourrie ; et puis quand on a ses cocons, les prix ne sont pas encore établis et on ne trouve pas des acheteurs à son gré. Mais s'ils commencent à éclore d'eux-mêmes ; il ne faut pas les faire souffrir de nourriture dans les premiers moments, ce qui importe beaucoup pour la réussite, et en pratiquant le système que je vous indiquerai, les vers naîtront sans souffrir et ils s'en trouveront beaucoup mieux.

Lorsque la saison de l'éclosion s'approche, il faut approche les graines d'un endroit un peu plus chaud ; on se guide sur la pousse des feuilles : et il vaut mieux qu'il la mangent un peu plus dure , plutôt que de s'exposer à les jeter , si le mauvais temps venait à la faire mourir et tuer du même coup les vers qui manqueraient ainsi de nourriture.

Quand vous voyez que votre feuille est hors de danger, vous pouvez retarder l'éclosion en mettant la graine au frais , soit dans un plat de faïence sur une fenêtre au couchant , ou au nord ; ce retard ne peut leur porter préjudice.

Voici maintenant la manière de les faire éclore au vent :

Quand vous voyez que le temps est au couchant , vous placez votre graine dans un lit d'enfant ou dans le vôtre , aux pieds , jusqu'au moment où ils naissent , car alors ils doivent être à l'air.

Lorsque les vers-à-soie commencent à éclore ; il faut préparer deux planches en noyer de deux centimètres et demi d'épaisseur, sur 40 c. de longueur et de 27 de largeur ; selon la quantité de graine que l'on a.

On étend la graine sur un linge souple, vieux si l'on veut, mais non troué, dont on recouvre la planche, qu'on a chauffée préalablement à une chaleur modérée ; car si la chaleur était trop forte, elle pourrait brûler la graine ou suffoquer les vers naisssants.

Si la quantité de graine à éclore est assez considérable, on se met plnsieurs pour ce travail préparatoire et chacun se munit d'une planche sur laquelle il étendra la partie de graine qu'il aura à soigner. On placera les planches près d'une fenêtre à l'air quand le vent est au couchant. Si le vent était trop on n'ouvrirait la fenêtre qu'en partie ; il ne faudrait pas craindre non plus de les exposer au soleil ; car cela ne peut que leur faire du bien.

C'est avec une plume et très-doucement qu'il faut étendre la graine sur le linge déposé sur les planches, pour ne pas s'exposer à tuer les vers naissants. On place ensuite un carton, ou des feuilles de papier percé au-dessus de ce linge pour y déposer les vers à mesure qui sont éclos ; on jette sur ce carton quelques petits bouquets de feuilles sur lesquelles vers viendront se grouper ; et on soulève de temps le carton pour remuer la graine et faciliter la môntée des vers sur le carton ; quand la planche se refroidit, il faut la remplacer par une chaude.

Cette opération doit se faire dans le beau du jour et pendant deux ou trois jours de suite, selon la quantité de graine qu'on veut faire éclore et des personnes qui travaillent à cette éclosion.

L'auteur se charge de mieux renseigner encore de vive-voix les personnes qui ne trouveraient pas ces explications suffisantes ; elles trouveront, en outre, chez lui, à Nimes rue Porte-d'Alais, maison Bruguière, un dépôt de graine, des planches et des cartons percés de toute dimension pour l'usage des magnaneries.

L'éducateur des vers-à-soie doit mettre exactement en pratique tous les avis que je lui donne ici s'il ne veut pas avoir le regret, en omettant quelqu'une de mes recommandations qui sont toutes essentielles, de voir sa récolte, ses soins et son argent perdus.

Mon système, on le voit, est tout simple et facile à suivre, mais il faut l'observer minutieusement. Je renouvellerai quelques-unes de mes observations les plus essentielles pour que le séricirulteur s'en pénètre bien.

Ainsi, en résumé, il ne faut pas trop se hâter de faire éclore sa graine pour avoir une récolte prématurée; il faut attendre que la feuille des mùriers se montre d'une belle poussée et que le temps paraisse bien propice ; car en se hâtant, un jour de mauvais temps peut tuer la feuille et forcer l'éducateur pressé à jeter ses vers faute de nourriture à leur donner.

Pour les faire éclore à l'air, il faut attendre, comme je l'ai dit, que le vent du couchant se lève ; car c'est le meilleur, et il fait aux vers frais-éclos un grand bien ; j'en ai fait l'expérience ; que si ce vent favorable ne se faisait pas sentir, et que l'éclosion pressât, on peut la faire sans vent ; mais je certifie que l'éclosion à l'air est toujours préférable, parce qu'il les fortifie, les purifie, et les préservent des épidémies dont la graine et la feuille portent souvent les germes.

Car voyez-vous, selon moi, les mûriers, comme la vigne et les autres arbres sont malades ; parce que la terre aussi est malade ; on dirait presque qu'elle est fatiguée de porter ; le soleil lui-même me paraît malade aussi et avoir perdu de sa force ; car sa couleur est plus pâle qu'il y a vingt ou trente ans ; depuis les éclipses de 1822 et de 1842 à 1843 ; on dirait qu'en se croisant les deux globes du soleil et de la lune se soient froissés par attraction. Je crois avoir été le premier à m'apercevoir de ce phénomène : car il y a quinze ans que je l'observe, et les astronomes ne s'en préoccupent que depuis 5 ou 6 ans.

J'attribue volontiers à la faiblesse du soleil, l'origine des épidémies qui ont frappé presque toutes les plantes depuis quelques années : car il n'a plus guère la force de dissiper les nuages et les brouillards ; ce qui doit occasionner les pluies torrentielles et prolongées, dont nous avons été témoins ; lesquelles amènent beaucoup de brouillards, et les brouillards quand ils ne sont pas chassés par les vents du couchant ou du nord, faisant couler les fleurs et avorter les fruits, nous n'avons plus que des demi-récoltes, ou même pas de récoltes du tout pour certaines productions.

Aussi la vue des calamités qui nous ont affligés durant ces dernières années, m'a-t-elle excité à rechercher un moyen de rémédier à ce fâcheux état de choses, et de forcer, pour ainsi dire l'atmosphère à se réformer et à reprendre un état normal qui nous ramène l'abondance et la prospérité, que nous devons tous désirer de voir renaître parmi nous.

A force d'études et de réflexions, je crois être venu à bout de découvrir un système d'après lequel on pourrait atteindre ce but si désirable : de pouvoir faire toujours disparaître les brouillards nuisibles ; et peut-être même les longues pluies. Au premier jour je me propose de soumettre mon idée au gouvernement ; car si on veut la réaliser, ce serait le bonheur de tout le pays et du peuple ; toutefois cette idée est si simple qu'elle serait comprise de tous si je la divulguais.

C'est peut-être le moment de me faire un peu connaître du lecteur qui pourrait être étonné de ce que je viens d'énoncer.

Eh bien ! ami lecteur, je ne suis autre que le fils d'un maître menuisier de St-Martin (Hérault) ; je n'ai eu d'autre éducation que celle qu'on reçoit à la campagne ; et qui se compose plutôt de travail pratique que de littérature. Mais, soit dit sans vanité, j'ai été doué d'un caractère idéal et d'une imagination assez féconde ; avec cela, je suis le fils d'une femme que son expérience et son bon jugement avaient rendue la conseillère de tous les gens de la contrée, et à qui une existence toujours prudente et bien réglée ont valu une longue et heureuse carrière, car elle est morte presque *Centenaire*. J'ai su, grâce à Dieu, profiter de son expérience et de ses bons conseils.

Arrivé à l'âge de la conscription sous les guerres du premier Empire ; je fis partie de la levée de 300,000 hommes et partis sans hésiter, bien que ma famille eût fait remplacer mon frère aîné ; avantage que j'aurais pu lui réclamer pour moi-même, mais je préférais payer de ma personne que d'occasionner quelque gêne à la maison paternelle ; je partis donc ; mais heureusement la paix fut bientôt conclue et je pus me retirer du service en tout bien et tout honneur. Avant mon départ pour l'armée et pendant ma jeunesse, j'avais été occupé aux travaux des champs et spécialement à l'éducation des vers-à-soie que l'on faisait au sein de la famille ; c'est là que j'ai puisé les connaissances et les expériences dans cet art assez critique d'élever et de mener à bonne fin une chambrée de vers-à-soie.

Devenu depuis menuisier ébéniste, je n'ai pas cessé de m'occuper de tout ce qui a rapport à l'industrie de la sériciculture, et comme j'avais commencé par en connaître la pratique; j'ai consacré mes loisirs à lire dès ouvrages qui traitaient de cette matière et de bien d'autres, et c'est dans ces lectures et les réflexions qu'elles me suggéraient que j'ai puisé les connaissances variées dont je désirerais rendre participants le plus grand nombre de personnes à qui elles pourrait être de quelque utilité.

Fixé à Nimes (Gard) depuis 40 années, j'ai eu le bonheur de m'y faire bien valoir de tous ceux avec qui j'ai été en relation d'affaires et je n'ai jamais eu de démêlé avec la justice ni avec personne; c'est pourquoi, je vous offre en confiance le fruit de mes labeurs. Je n'ai pas voulu faire souscrire par avance, comme font certains auteurs qui remplissent rarement leurs promesses lorsqu'ils ont touché l'argent d'avance.

Mais revenons à vos vers-à-soie, et pardonnez-moi cette petite digression de personnalité, que je me suis permise, pour être mieux connu de ceux qui me liront et qui pourront ainsi mieux apprécier la valeur de mon livre et en excuser les faiblesses.

Si par cas vous voyez vos vers-à-soie malingres, et menacés de périr, vous pourrez les saupoudrer de fleur de soufre; ce qui peut leur faire quelque bien; mais si vous croyez pouvoir vous en dispenser; vous ferez bien, parce que le naturel est toujours le meilleur.

Comme je l'ai déjà dit, l'un des points principaux est d'avoir des appartements parfaitement sains pour servir de magnanerie, et de bien s'assurer que ceux qu'on destine à cela n'ont pas servi à l'éducation de vers atteints de la muscardine, car dans ce dernier cas on ne doit pas manquer de mettre en pratique les conseils donnés précédemment.

Mais je répète aussi que la base de la réussite est la bonne éclosion ; et en effet, il en est des vers qui naissent à contre-temps, comme des personnes qui en naissant sont atteintes de quelque infirmité, lesquelles ne peuvent pas se développer et progresser comme celles qui sont nées parfaitement saines. En faisant tout ce que je recommande on ne peut manquer de réussir et alors même que l'épidémie existerait, vos vers n'en seront pas atteints ou s'en guériront facilement.

J'aurais dû placer en première ligne, comme condition de réussite, le choix d'une bonne graine, dont la provenance vous soit garantie. Il y a eu tant de fraudes pendant ces dernières années, dans la vente des graines de vers-à-soie, qu'on ne sait plus réellement à qui donner sa confiance. Le meilleur, selon moi, serait que chaque éducateur fît lui-même sa graine pour la récolte prochaine ; mais quand on doit l'acheter, il serait bon d'exiger une garantie du vendeur et la prendre à condition de bonne éclosion ; on éviterait ainsi d'un côté bien des fraudes, de l'autre bien des pertes et des déceptions et pour tous des procès quelquefois ruineux. Tenez-vous donc sur vos gardes pour n'être pas trompés : car il y a aujourd'hui autant de charlatans pour offrir des graines de vers-à-soie qu'il y en avait dans le temps pour la vente de remèdes pour guérir tous les maux, lesquels n'étaient le plus souvent que de l'eau pure.

Lorsque vous aurez fait l'acquisition de votre graine, il faut la tenir dans un endroit sec et exposé au vent du nord, sans l'enfermer dans aucun meuble, comme je l'ai déjà dit; car la graine ne craint pas le froid, mais bien l'humidité. On ne la place dans un endroit plus chaud, qu'à l'approche de la saison où elle doit éclore; c'est-à-dire au commencement de mars et à mesure que la feuille pousse, il faut lui procurer chaque jour un peu plus de chaleur pour la préparer insensiblement à l'éclosion qui se fera ainsi d'une manière plus naturelle et non forcée; les vers ne s'en porteront que mieux; car si ce n'était le climat plus froid et plus inconstant dans nos contrées qu'en Chine; il vaudrait bien mieux, comme dans ce pays dont ces précieux insectes sont originaires, les laisser éclore en plein champ et sur les mûriers mêmes. C'est pourquoi plus l'on se rapprochera, dans le travail de l'éclosion, de l'état de nature et des habitudes primitives des vers-à-soie, plus on doit être assuré d'avoir de la réussite.

Il n'est pas bon de faire ses vers-à-soie dans des chambres où des personnes couchent; parce que l'odeur qu'elles conservent lorsqu'elles restent fermées et la respiration des personnes ne leur est pas favorable. Les magnaneries ont besoin d'être toujours bien aérées.

Un autre moyen favorable à l'obtention de beaux cocons est l'emploi de bonnes claies; qu'on doit toujours renouveler lorsqu'on présume qu'elles ont été empestées par la muscardine; et il en est de même de tous les accessoires qui servent à l'éducation des vers-à-soie; puisqu'il est convenu que dans ce cas fâcheux, il faut même, pour empêcher la propagation de cette contagion propre à ces insectes, récrépir, ou abandonner même, pour cette opération, les appartements qui en ont été infectés.

2

Outre les soins intelligents et assidus, il ne faut rien plaindre de ce qu'il faut à une bonne éducation ; sous peine de voir sa parcimonie mal placée punie par les pertes les plus regrettables ; tandis qu'on gagne le cent pour cent à faire tout ce qui est nécessaire et utile ; et surtout donnez à vos chambrées un grand air pour les bien purifier car les vers-à-soie aiment la propreté ; c'est pourquoi il faut chasser des chambrées toutes les mauvaises odeurs, et avoir soin de déliter tous les deux jours les vers-à-soie.

Moi, quand j'ai fait des vers-à-soie, je les ai toujours réussis ; parce que je ne leur ai jamais épargné aucun soin, aucune peine, ni aucune dépense ; quoique cependant il faut se régler pour les frais qu'on a à faire, de manière à ce qu'ils ne dépassent pas le profit, et à travailler, comme on dit ordinairement, *pour le Roi de Prusse.*

Toutefois, malgré la grande attention qu'on peut donner à l'éducation des vers-à-soie ; il peut leur survenir des maladies que l'homme est impuissant à éloigner ; telles sont les épidémies qui depuis quelques années ont fait tant de mal à toutes les plantes, aux hommes et même aux animaux. Pour moi, comme je l'ai déjà dit, je les attribue à la maladie du soleil. Peut-être que les plantes finiront par s'acclimater et se fortifier contre toutes ces épidémies qui perdront elles-mêmes de leur violence ; comme il est arrivé du choléra qui dans ses dernières apparitions a causé moins de ravages que dans ses premières.

C'est pourquoi, en temps d'épidémie, il faut plus de précautions que dans les temps ordinaires. Je ne cesserai de vous recommander d'exposer vos vers-à-soie à un vent léger du couchant qui paraît leur être le plus favorable, et que je considère comme un grand remède et un préservatif excellent.

Ayez soin de vous informer, en achetant votre graine, si le pays d'où elle est sortie n'était pas atteint de l'épidémie; car cette graine pourrait l'avoir par contagion, il n'est sorte de précautions qu'on ne doive prendre pour s'éviter tout regret.

Généralement on regarde les orages comme une cause d'insuccès; à vrai dire, ils ne risquent d'être préjudiciables qu'à l'époque de la montée; mais assez rarement.

Lorqu'on verra que l'éclosion des vers se fait bien; qu'elle n'est pas trop précoce ni trop lente, on peut avoir les meilleures espérances pour la réussite. L'éclosion est la base de l'éducation des vers-à-soie; s'ils sont un peu paresseux, il ne faut pas trop s'effrayer; cars ils peuvent tout de même prospérer: et le retard peut provenir de cette maladie générale donnée par le *soleil malade* aux mûriers comme aux vignes. Espérons qu'avec l'assistance de Dieu tout cela finira, et que nous verrons toutes les plantes et les productions de la terre revenir à leur état régulier pour l'avantage général.

Afin d'assainir commodément les chambrées, il faut qu'il y ait des ouvertures au nord par où l'air se renouvellera à volonté, et pour chasser les gaz et les odeurs qui se développent à l'intérieur. Le vent du nord est bon pour les vers-à-soie, mais celui du couchant ou de l'ouest est meilleur.

La chaleur qu'on doit entretenir à l'intérieur des chambrées doit aller de 20 à 22 degrés Réaumur et on l'abaisse d'un degré environ à chaque mue ; on ranime la chaleur au moment où l'on donne à manger à cause de la froideur des feuilles qui peut les refroidir ; la chaleur les excite d'ailleurs à manger.

A chaque mue, on ne doit donner à manger que lorsque *tous* es vers-à-soie sont sortis de la maladie ; car autrement ils ne sont pas égaux ; il y en a de gros et de petit ; les uns dérangent les autres et la montée traine trop à se complèter.

Certainement plusieurs des détails que j'ai donnés sont connus des gens qui ont déjà travaillé à l'éducation des vers-à-soie ; mais comme mon livre s'adresse surtout à ceux qui n'en ont jamais fait, j'ai cru devoir les insérer pour leur parfaite instruction. Je ne doute pas que tous ceux qui liront ce petit ouvrage, plutôt pratique que théorique et savant, en retireront une grande utilité en exécutant avec exactitude tout ce qui y est prescrit pour une bonne éducation de vers-à-soie, et les succès qu'ils en obtiendront, les récompenseront du soin qu'ils auront mis à s'y conformer.

CONSEILS HYGIÉNIQUES.

Ce livre étant surtout destiné aux habitants des campagnes ; j'ai cru utile de joindre à ma méthode d'éducation pour les vers-à-soie, quelques recettes et quelques explications sur le traitement des maladies les plus ordinaires, dont les principes sont puissés dans de bons auteurs d'hygiène et de médecine pratique.

Je commencerai par les maladies de poitrine ; telles que l'*épuisement* et *la fluxion de poitrine* qui, dans trois ou quatre jours, peut donner la mort à des personnes de tout âge, de tout sexe et de tout tempérament.

Quand une personne est reconnue pour être poitrinaire, voici un régime qu'elle pourra suivre avec avantage : Prendre des feuilles de roses sauvages, ou du Bengale mais les sauvages sont préférables ; et en manger quelques-unes le matin ; deux heures après le diner et le soir avant de se coucher ; puis avaler un escargot frais entre chaque repas et toujours deux heures avant de manger. 4 ou 3 jours après, doubler la dose des escargots et les avaler après en avoir brisé et enlevé la coquille.

Après un mois de ce régime ; faire bouillir un col d'agneau avec sept ou huit escargots, dans un litre d'eau, et boire de ce bouillon trois fois le jour et deux heures après avoir mangé ; dans l'été on peut mettre dans ce bouillon quelques tranches de carottes pour rafraîchir un peu le sang. C'est avec ce traitement que j'ai guéri ma femme, dont la santé était très-mauvaise, au point que tout le monde la croyait incapable de se remettre ; tandis qu'elle est aujourd'hui bien portante.

Toutes les maladies combattues dès leur début perdent beaucoup de leur gravité ; mais cela est vrai surtout pour les fluxions de poitrine. Voici le traitement le plus simple :

Se mettre au lit dès qu'on se sent saisi, s'appliquer sur le creux de l'estomac un plastron, vulgairement appelé *escuret*, fait avec de la flanelle de santé, double, au milieu duquel on met de la laine fine, et piqué comme un bourrelet; on le fait bien chauffer avant de se l'appliquer sur l'estomac : il est bon même d'en avoir deux pour les remplacer l'un par l'autre quand ils se refroidissent. La chaleur de ces plastrons provoque l'expectoration, la circulation du sang et la transpiration, qu'on aidera, du reste, en prenant des infusions chaudes et en se tenant bien couvert; avec ces précautions la fluxion ne sera pas dangereuse.

Si l'on éprouve un point du côté gauche, il faut y tenir quelque chose de bien chaud, telle qu'une cruche d'eau bouillante, et si la douleur persiste se faire appliquer des sangsues, et prendre un bain de pied bien chaud.

Pour arrêter les rhumes de cerveau, vous n'avez qu'à vous placer devant un bon feu avant de vous coucher, chauffez bien vos mains et de l'une réchauffez le nez en le serrant, et de l'autre chacune des oreilles alternativement; lorsque vous aurez répété cette manœuvre pendant un bon moment, vous vous serrerez la tête et vous vous mettrez au lit tout chaud; en vous levant le lendemain matin, vous serez guéri, et vous éviterez ainsi que votre rhume de cerveau tombe sur la poitrine, ce qui arrive très-souvent, et devient quelquefois très-mauvais.

TRAITEMENT POUR LES PANARIS.

Pour guérir ce mal, qui est souvent si douloureux et qui peut occasionner la perte du doigt attaqué après de longues souffrances, il faut le combattre dès son début : mais pour cela il faut savoir reconnaître si c'est d'un panaris qu'on est menacé. On le reconnaît presque toujours à une douleur lancinante que l'on ressent dans le doigt malade, lequel s'enfle et devient rouge; il faut alors le tremper dans de l'eau bien fraîche ou même dans de la glace, et puis dans un œuf bien frais; car ce mal est causé par un grand feu ou coup de sang occasionné par une colère ou toute autre sensation violente; la fraîcheur chassera le sang qui est porté là; c'est pourquoi les personnes qui se servent de l'eau chaude, font juste tout le contraire de ce qu'il faut.

Pour le mal aux dents, s'il provient des nerfs, il n'y a qu'à se mettre une goutte d'huile d'olive dans les oreilles, cela suffit pour le calmer; s'il provient d'un air, il faut le faire passer par la chaleur; mais si c'est la dent qui se gâte, il n'y a pas de remède, il faut se la faire arracher.

Voici une autre recette: Prendre du poivre pilé qu'on éparpille entre un morceau de toile de la grandeur de la main qu'on trempe dans de l'eau-de-vie forte, pour l'appliquer sur la joue, du côté où l'on ressent la douleur.— Si la dent est creuse, on peut encore y faire couler avec un fil d'archal une goutte d'acide muriatique qui calme sur-le-champ la douleur.

Pour les dartres. Il y a des gens qui ont des dartres et qui les laissent enraciner, par négligence ou faute de savoir comment les traiter, et négligent de s'adresser à un médecin, en supposant que ce qu'ils ont n'est pas grave. Qu'ils se détrompent, les dartres invétérés laissent toujours de fâcheux résultats; il faut les arrêter court et les soigner dès qu'ils apparaissent.

Si le dartre est, comme on dit, *farineux*, il n'est pas aussi dangereux; on le fera disparaître en prenant pendant quelque temps des infusions de *douce-amère*; si le dartre est *écailleux*, il est des mauvais. Il faut alors prendre de la *douce-amère* pendant un mois et demi et laver le dartre avec de l'eau céleste que vous pouvez faire vous-même.

Pour cela il faut avoir de la chaux vive qu'on fait dissoudre dans un pot ; vous la mettrez ensuite dans une bouteille où vous la laisserez poser ; puis vous en laverez le dartre deux ou trois fois par jour. Vous pourrez ensuite joindre quelques tranches de carottes dans votre tisane de *douce-amère* et prendre quelques lavements. Et enfin, pour achever de vous nettoyer le sang, il faudra vous purger de la manière qui vous sera le plus agréable ; deux fois au moins, à huit ou dix jours d'intervalle.

Pour vous guérir de la colique, prenez de la première écorce d'orange une once et des clous de gîrofle autant ; faites-les bouillir ensemble avec un verre de vin jusqu'à sa diminution au tiers ; buvez ensuite, et vous n'aurez plus de colique.

Pour arrêter une taux opiniâtre, faites bouillir dans trois pintes d'eau de la racine de guimauve ; de la pâte de jujube, des échalottes (petit ognons vulgairement appelés *sébettes*) du raisin sec de Damas, des figues sèches, de chaque chose une demi-once, des feuilles de tissilages, d'hysope et de pervenche de chacune une pincée et une tête de pavot blanc, concassée ; lorsque la décoction aura diminué d'un tiers, vous la passerez et la ferez boire au malade après y avoir fait dissoudre une once de sirop de Capilléry ;

Pour le mal de tête. La seule poudre de Béthoine, mise dans de l'eau bouillante dont on aspire ensuite la vapeur, ou bien prise comme du tabac, fait disparaître de suite le mal de tête.

Pour la Coqueluche. Prenez de l'ail que vous pilerez avec du saindoux et étendrez ensuite sur un linge, en forme d'emplâtre, lequel vous appliquerez sur la poitrine, en le renouvelant soir et matin.

Pour guérir les morsures des vipères et autres animaux vénimeux ; il n'y a qu'à laver la morsure de suite avec de l'eau fraîche et y mettre une compresse d'alcali volatil; ainsi il n'y aura pas d'enflure, ni de suites fâcheuses à craindre.

REMÈDE CONTRE LES MORSURES DES CHIENS ENRAGÉS.

Faites brûler les écailles de trois ou quatre huîtres, réduisez-les en poudre et mettez-y trois œufs; battez le tout ensemble et faites-en une omelette que vous ferez manger à la personne ou à l'animal mordu, que vous aurez soin d'éloigner de tout endroit où il y a de l'eau et à qui vous ne donnerez à manger que des choses adoucissantes, évitant surtout la charcuterie.

Pour se guérir des brûlures, prendre de l'alcali volatil, en imbiber des compresses et les mettre sur la brûlure, qui ne formera aucune cloche et se guérira promptement.

Remèdes contre les vers des enfants. Prenez dix centimes de sémen-contra d'Alep; vous le ferez prendre à l'enfant en deux fois, soit dans un bouillon, dans un fruit ou tout autre aliment qui pourra lui convenir. Si l'enfant a beaucoup de vermine, il sera bon de le faire coucher sur de la fougère.

UN MOT SUR L'ASTRONOMIE.

Les Astronomes soutiennent que le soleil est un million trois cent mille fois plus grand que la terre ; moi je ne suis pas de leur avis, parce que si le soleil était un million trois cent mille fois plus grand que la terre, il n'y aurait jamais de nuit ; parce que la terre ne pourrait jamais le cacher.

Mettez une orange devant un bœuf, l'orange ne cachera jamais le bœuf ; c'est bien la même comparaison et encore le bœuf n'est pas un million trois cent fois plus grand que l'orange. Chacun voit les choses à sa manière. Sans doute les Astronomes sont de grands hommes, mais il n'y a pas d'hommes si grands qu'ils ne puissent se tromper ; moi-même pour le premier je peux me tromper.

L'alternative des jours et des nuits provient du mouvement de la terre ou du soleil ; les astronomes disent que c'est celui de la terre ; moi je crois que c'est celui du soleil ; car il est inconnu aux hommes et personne ne peut affirmer positivement qu'il sait ce qui se passe à une grande distance.

Je crois aussi que les éclipses de 1822 et de 1842 ont fait beaucoup de mal à la terre et que celle qui est annoncée pour le mois de mars pourra en faire autant ; car le soleil et a lune se rencontrant, doivent se froisser, par attraction comme deux voitures qui se rencontrent, et il me paraît que la lune quoique plus petite, aurait été moins atteinte, puisqu'elle n'a pas perdu sa couleur comme le soleil.

FIN.

Nimes. — Typographie SOUSTELLE, boul. St-Antoine, 9.

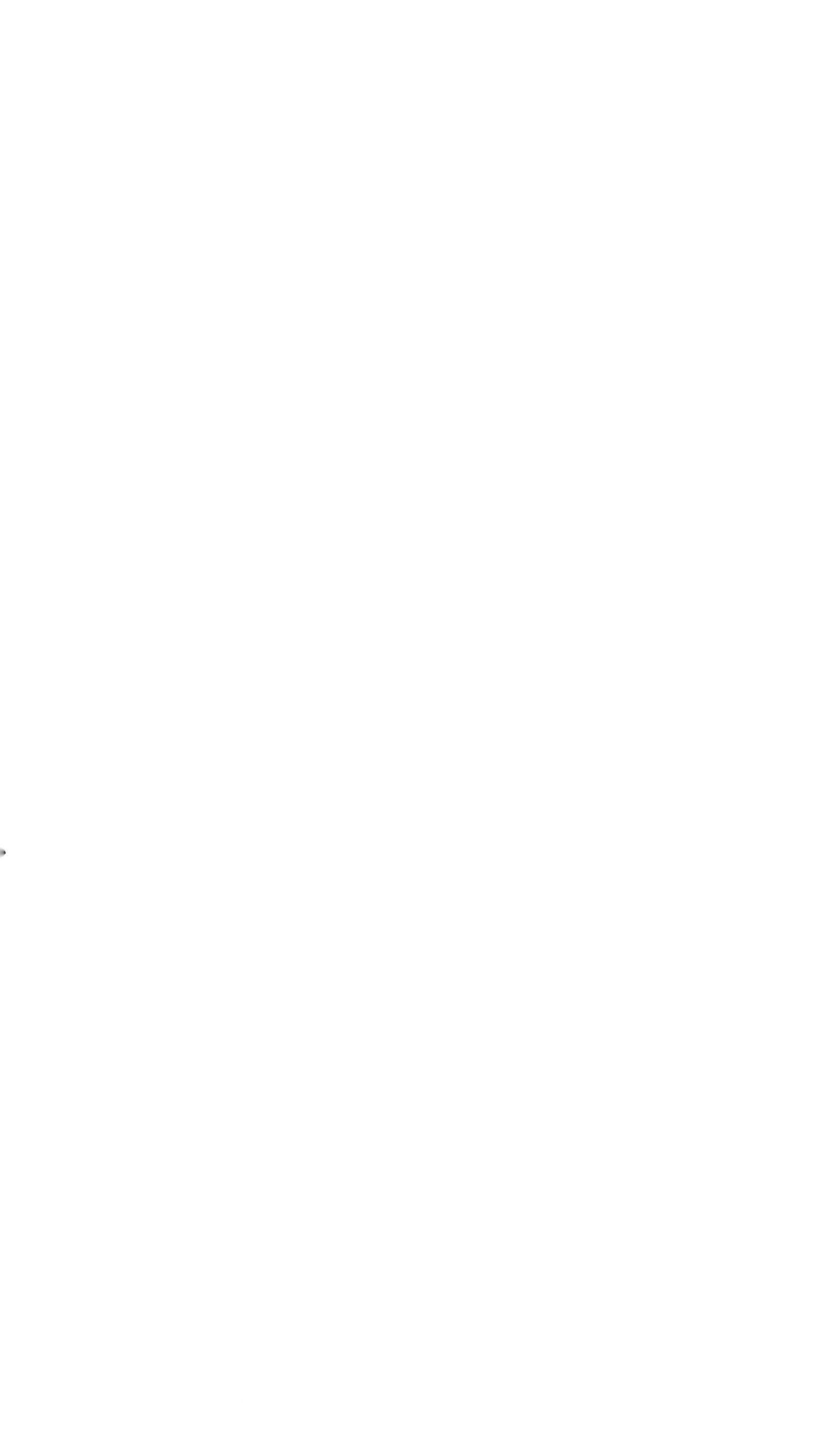

www.ingramcontent.com/pod-product-compliance
Ingram Content Group UK Ltd.
Pitfield, Milton Keynes, MK11 3LW, UK
UKHW020535230726
13925UKWH00005B/2286